1er décembre
RIE ACH
DREUX
PRÉFECTURE
1 JANVI
(EURE & LOIR)

CONTRIBUTION A L'ÉTUDE

DE LA

BRONCHO-PNEUMONIE CHOLÉRIQUE

DÉPÔT LÉGAL
Eure-et-Loir
N° 163
1892

PAR

LEIB ABRAMOVITSCH

DOCTEUR EN MÉDECINE DE LA FACULTÉ DE PARIS

IMPRIMERIE DES THÈSES DE MÉDECINE
OLLIER-HENRY
11, 13, RUE DE L'ÉCOLE-DE-MÉDECINE, 11, 13
PARIS
1892

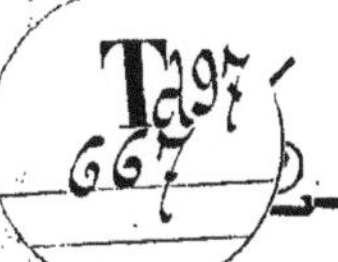

CONTRIBUTION A L'ÉTUDE

DE LA

BRONCHO-PNEUMONIE CHOLÉRIQUE

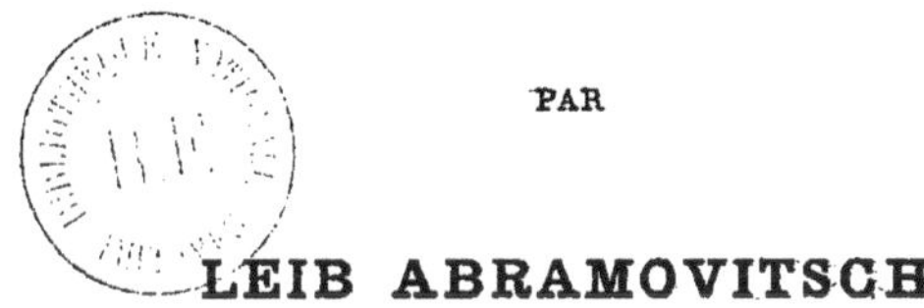

PAR

LEIB ABRAMOVITSCH

DOCTEUR EN MÉDECINE DE LA FACULTÉ DE PARIS

IMPRIMERIE DES THÈSES DE MÉDECINE

OLLIER-HENRY

11, 13, RUE DE L'ÉCOLE-DE-MÉDECINE, 11, 13

PARIS

1892

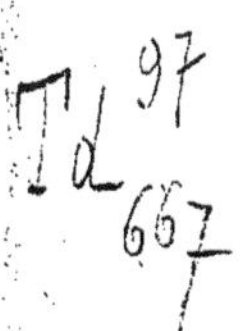

A MON PÈRE ET A MA MÈRE

Faible témoignage de piété filiale
et de reconnaissance éternelle

F . . . .

. . . .

A MON FRÈRE

A MES SŒURS

A MON MAITRE

MONSIEUR REYNIER,

PROFESSEUR AGRÉGÉ A LA FACULTÉ DE MÉDECINE

DE PARIS,

CHIRURGIEN DES HOPITAUX

A MON MAITRE

MONSIEUR ROGER,

PROFESSEUR AGRÉGÉ DE LA FACULTÉ DE MÉDECINE

DE PARIS

MÉDECIN DES HOPITAUX

A MON PRÉSIDENT DE THÈSE

MONSIEUR BOUCHARD

PROFESSEUR A LA FACULTÉ DE MÉDECINE DE PARIS

MEMBRE DE L'INSTITUT

OFFICIER DE LA LÉGION D'HONNEUR

A TOUS MES MAITRES

DE LA FACULTÉ DE MÉDECINE DE PARIS

AVANT-PROPOS

Le sujet que je présente en ce moment n'est pas nouveau.

Au commencement du siècle dans les nombreuses thèses faites sur le choléra par Girand et Deys en 1812, par Buisson en 1813, par Saint-Amand en 1817, par Pacros et Savatier en 1827, par Gravier, thèse de Strasbourg, en 1825, etc., il n'est fait aucune mention sur la complication broncho-pulmonaire du choléra, mais à partir du moment où parut le travail d'Annesley en 1829 sur l'épidémie dans l'Inde, plusieurs auteurs ont étudié la complication qui fait le sujet de notre thèse.

La question fut dès lors bien étudiée.

Je n'aurai donc pas la prétention de jeter beaucoup de lumière sur cette question.

Ce que je veux faire dans mon premier travail, c'est présenter un résumé succinct de la broncho-pneumonie cholérique; énumérer tous les cas de complications pulmonaires qui ont été cités dans les principaux travaux parus jusqu'à ce jour; enfin citer dans tous ses détails notre observation personnelle prise dans le service de M. Roger et le résultat de l'autopsie d'une cholérique atteinte de broncho-pneumonie et morte peu de temps après son entrée à l'hôpital.

Mais avant de remplir mon programme, il est de mon devoir de rendre un hommage public à tous mes Maîtres de la Faculté de Médecine de Paris qui ont guidé mes études médicales.

Qu'il me soit permis d'adresser aujourd'hui mes plus sincères remerciements, particulièrement à mon cher Maître, M. Reynier, chirurgien de Tenon. Comment pourrai-je oublier l'année d'externat passée dans son service? Ses élèves n'ont-ils pas toujours trouvé en lui non seulement le Maître dévoué, mais aussi le plus bienveillant des amis.

Je ne sais comment remercier mon autre Maître, M. Roger. Elève de son service, nous avons pu, mieux que tout autre, bénéficier de la de la clarté et de la précision de son enseignement. Mais il est une chose qui a bien plus de prix à nos yeux, c'est la sympathique bienveillance qu'il nous a témoignée à la fin de nos études. Aujourd'hui encore c'est sous son inspiration que j'écris ma thèse et qu'ont été faits l'examen bactériologique et l'étude expérimentale que nous avons compris dans notre observation.

Que l'éminent professeur Bouchard veuille bien accepter l'expression de ma reconnaissance pour l'honneur qu'il veut bien me faire en présidant l'examen de cette thèse.

En terminant, je ne peux pas passer sous silence le précieux concours que mes collègues et amis, MM. Luez et Frenkel, et l'interne du service, M. Josué, ont bien voulu m'accorder dans l'exécution de mon travail.

Qu'ils veuillent bien croire à ma cordiale affection.

DESCRIPTION SUCCINCTE

DE LA

BRONCHO-PNEUMONIE COMME COMPLICATION

DU CHOLÉRA

---

§ I. — ETIOLOGIE

L'évolution du choléra, considérée en elle-même, a-t-elle une influence quelconque sur le développement des broncho-pneumonies cholériques?

Nos propres observations ne nous permettent pas d'être précis à ce sujet; mais celles des auteurs nous fournissent une réponse négative.

§ II. — MODE D'APPARITION

La broncho-pneumonie cholérique est une complication qui apparaît généralement à la période de réaction. Elle apparaît même quand la période de réaction est incomplète : c'est-à-dire que, dans ces cas, la température restant toujours au-dessous de la normale, les symptômes de la période algide persistent avec une intensité plus faible, mais les urines deviennent plus abondantes, signe qui indique l'apparition de la période de réaction.

Le début de la broncho-pneumonie n'est pas toujours bruyant; elle s'introduit souvent chez le cholérique d'une façon insidieuse; l'absence de toux, de crachats, de point de côté est complète; rien n'attire l'attention du médecin sur l'appareil pulmonaire et aucune mesure ne saurait être prise dans ces cas contre cet hôte inattendu, si le médecin, n'étant point prévenu des déboires que peut lui causer l'appareil respiratoire, ne l'examinait méthodiquement chez tous les cholériques.

§ III. — SYMPTOMATOLOGIE

La respiration s'accélère; elle devient courte, haletante, entrecoupée de soupirs; le rythme en est modifié : à une inspiration assez longue succède une expiration brève accompagnée de plaintes et vomissements.

La toux est en général peu intense et n'offre pas de caractère particulier.

Les crachats sont plus intéressants et plus fréquents : ils peuvent être simplement bronchiques et semblables à ceux de la bronchite morbilleuse (Gluber), ils sont quelquefois mêlés de sang et de pus (Mouchet); mais leurs caractères ordinaires sont les suivants :

Ils sont abondants, muqueux, adhérents au vase, incolores : on y distingue quelques crachats rouillés ou sanguinolents.

L'expectoration peut manquer aussi complètement (Goldbaum).

Le point de côté est encore plus rare, et ne nous intéresse que fort peu.

Les signes physiques sont plus importants; ils sont la base unique du diagnostic, quand les symptômes fonctionnels font défaut.

Par la percussion faite à la base, nous trouvons que la sonorité est diminuée d'un côté, quelquefois de deux côtés; les vibrations thoraciques ont éprouvé aussi une grande diminution.

L'auscultation nous revèle dans une grande étendue du poumon la présence de râles crépitants (Duplay); le plus souvent ce sont des râles sous-crépitants à bulles plus ou moins grosses. Le souffle y est plus rare : notre observation nous en fournit un exemple remarquable.

L'état général présente les symptômes de réaction typhoïde.

La température varie en général de 36°5 à 37°5; quelquefois très basse, elle est rarement frébile. La diarrhée et le vomissement de la période algide persistent souvent.

BIBLIOTHÈQUE NATIONALE R.F. IMPRIMÉS

L'apparition du hoquet aggrave la situation. Les urines sont rares, albumineuses et troubles; elles contiennent des flocons muqueux.

§ IV. — MARCHE

La marche de la maladie est très rapide, suivant les auteurs; ceux-ci prétendent que la durée totale de la phlegmasie ne dépasse pas trois à quatre jours. Notre observation est une contradiction aux observations de ces auteurs : nous avons suivi l'évolution de notre broncho-pneumonie pendant quinze jours consécutifs.

§ V. — LA TERMINAISON

La terminaison de l'affection est généralement la mort; notre cas fait exception à cette règle commune, comme le cas de Duplay et Dubreuilh. On admet que, quand la guérison survient, elle est très rapide et a lieu quelques jours après le début de la complication; c'est encore une contradiction complète avec notre guérison tardive.

§ VI. DIAGNOSTIC

Quelquefois, les symptômes fonctionnels font défaut, et l'autopsie démontre des lésions étendues et avancées; d'autre fois une gêne respiratoire intense correspond à une autopsie négative. C'est donc, principalement, par les signes physiques que la phlegmasie peut se reconnaître.

§ VII ANATOMIE-PATHOLOGIQUE

Quant à la description des lésions anatomiques, nous ne saurions mieux le faire qu'en citant deux lignes du remarquable Manuel histologie-pathologique (2e édition, t. II, page 107) de Cornil et Rauvier. Ce sont « des nodules de broncho-pneumonie disséminée dans lesquels le tissu altéré présente à l'œil nu et au microscope les caractères de la pneumonie fibrineuse. »

§ VIII. — MICROBIOLOGIE

Les micro-organismes que Dubreuilh a obsservés se rapportaient tous au même type. Voilà comme il les décrivit dans sa thèse :

« Ce sont de très petits micrococques sphériques, isolés ou plus généralement réunis deux à deux et formant soit des amas, soit de courtes chaînettes dont les plus longues n'ont pas plus d'une dizaine de graines. Ils sont toujours contenus dans le protoplasma des leucocytes qui remplissent les alvéoles et ils sont d'autant plus nombreux que les lésions sont plus prononcées, très abondants dans les parties hépatisées, ils manquent presque complètement dans les parties splénisées, les microcoques paraissent se rapporter au type décrit sous le nom de streptococcus par Rosenbach et Passet. (Passet. U. D. Micro-organismen der eitrigen Zellgewebsentzündung des Menschen. Fortschritte der Médecin, 1885, nos 2 et 3.)

Passet les a observés dans diverses suppurations et les considère comme identiques au microbe de l'érysipèle décrit par Fehleisen.

Ils étaient observés aussi par R. Koch dans le choléra (Rapport sur le choléra d'Egypte. Archives générales de Médecine 1883. II).

Darier dans sa thèse de Paris de 1885, sur la broncho-pheumonie diphithéritique les a observés aussi.

Notre examen microscopique nous a montré la présence d'un bacille étudié dernièrement par M. Roger et désigné par lui sous le nom de B. septicus putidus.

II

OBSERVATIONS DES AUTEURS

§ 1. — Mouchet, dans sa thèse de 1867, nous montre quatre cas de pneumonie dont une seule guérison; deux cas présentaient un point de côté et de la dyspnée; la toux et l'expectoration manquaient.

Un point sur lequel il insiste beaucoup, c'est la marche rapide de la phlegmosie qui en deux ou trois jours arrivait à la suppuration. Le pus était infiltré dans le tissu hépatisé ou collecté en petits foyers.

§ 2. — Briquet et Mignot, dans leur monographie sur le choléra de 1849, présentent deux cents observations, dont quatre cas mortels de pleuro-pneumonie (trois femmes et un homme).

Chez deux femmes (de 42 ans et de 67 ans), le début de la pneumonie était postérieur à l'invasion du choléra, au moment de la période de la réaction.

Toutes deux furent prises d'emblée du choléra grave, et tombèrent de suite dans un état algide d'une grande intensité qui dura vingt-quatre heures; après apparut la réaction qui dura dix jours chez une et six chez l'autre. L'une est morte à la suite d'un affaissement très prononcé, l'autre après l'invasion d'un érysipèle à la face. Dans tout le cours de la maladie, rien d'appréciable du côté de la poitrine n'ayant pu faire supposer la phlegmasie du poumon, les malades n'ont pas été auscultés, mais il est certain qu'elles n'eurent ni l'une, ni l'autre aucune accélération de la respiration, aucune quinte de toux, aucune expectoration, aucune douleur dans la poitrine.

A l'autopsie on a trouvé chez l'une une pleuro-pneumonie au second degré et une pleurésie à droite; chez l'autre, une pneumonie commençant à passer à l'état d'hépatisation grise. Dans les deux cas, la maladie siégeait à la base des poumons.

Chez les deux autres, un homme et une femme de 30 à 32 ans, il y avait eu exposition au froid, et absorption d'une eau très froide. Il s'était développé, chez tous les deux, des pneumonies évidentes, qui n'avaient pas été constatées avant l'invasion du choléra; quand celui-ci éclata, les accidents cholériques n'eurent qu'une intensité modérée en apparence et furent dominés par la pneumonie; l'état algide fut en apparence léger. Chez tous les deux, la mort a eu lieu avec de la dyspnée et même de l'oppression, le sixième et le dixième jour de l'invasion du choléra.

On a constaté chez tous les deux, la toux, l'expectoration, la gêne respiratoire, le retentissement de la voix.

L'autopsie a montré une pneumonie au 3e degré et une congestion de la pie-mère.

§ 3. — J. Besnier, dans sa thèse de 1867, relate l'histoire de l'épidémie de 1865 pendant laquelle il a vu passer par St-Louis, 61 cholériques du 8 au 15 octobre et 89 cholériques du 16 octobre au 31 décembre ; sur ce nombre, il y avait 79 décès dont 4 pneumonies, et 71 guérisons.

L'organe respiratoire était diversement atteint, voici les détails :

4 cas des pneumonies mortelles, insidieuses, rapides dans leur marche (les symptômes locaux ne faisaient pas prévoir les lésions étendues et avancées que l'autopsie a montrées);

1 cas de bronchite capillaire avec des points de pneumonie lobulaire;

2 à 3 cas de bronchites des grosses bronches suivies de guérison;

1 cas de croup laryngé suivi de mort.

Dans tous ces cas, les symptômes généraux étaient intenses et véritablement typhiques.

Du côté des centres nerveux, existait souvent une somnolence plus ou moins prononcée, où bien de l'ataxie et un subdélirium assez intense.

Les troubles respiratoires étaient peu marqués dans les cas de pneumonie, mais très intenses, et à forme asphyxique dans le croup. Chaleur très vive à la peau ; pouls large et développé tout en restant dépressible. Les évacuations étaient rares ; urines supprimées, rares ou peu abondandes. La durée de la réaction était variable, le plus souvent se terminait par la mort.

L'auteur insiste beaucoup sur l'anatomie pathologique de la maladie.

Dans l'asphyxie rapide, il y avait des suffusions sanguines sous-péricardiques et sous-pleurales; de la coloration rougeâtre des lobes inférieurs ; de la rougeur intense uniforme de la muqueuse bronchique.

Dans l'asphyxie lente progressive, il y avait de l'emphysème des lobes supérieurs et un dépôt rougeâtre visqueux des bronches. L'auteur cite Bouillaud (Traité du choléra morbus 1832) qui à la page 264 s'exprime ainsi :

« La membrane muqueuse respiratoire offrait *assez souvent* une légère teinte lilas ou violacée. »

Plus loin il cite Gendrin (Nosographie sur le choléra 1832) qui écrit les lignes suivantes à la page 90 :

« Les poumons sont flasques dans la moitié des cas; dans *l'autre moitié,* dans une grande partie de leur tissu, et toujours alors dans la partie postérieure ils sont gorgés d'un sang noirâtre et visqueux qui s'écoule comme d'une éponge. Dans ce cas, la muqueuse bronchique est d'un rouge livide foncé. »

§. 4. — Tholozon dans ses recherches sur l'anatomie et physiologie pathologique du choléra dans la *Gazette médicale,* 1849, à la page 557 et suivantes, insiste, sur les congestions, les infiltrations et les hémorrhagies qu'on observe du côté du poumon; il signale également une altération de la muqueuse bronchique dans certains cas; enfin des hémorrhagies sous-pleurales et sous péricardiques. L'auteur nous présente :

a. Cinq cas de pneumonie arrivée à la stade d'hépatisation grise dans la plus grande partie de leur étendue; pas de granulation à la coupe qui laisse couler du liquide séro-sanguinolent ou purulent; pas d'exsudats fibrineux dans les bronches terminales; le plus souvent le catarrhe de grosses bronches à la troisième période.

b. Deux cas de pneumonie lobulaire et de bronchite capillaire.

c. Un croup.

§. 5. — Kelsch, dans le recueil de mémoires

(III série, tome 30) de médecine militaire 1874 à la page 198, dit :

« L'appareil respiratoire n'a fourni aucun symptôme qui mérite d'être rapporté. »

Malgré l'absence de symptômes fonctionnels, Kelsch a vu à l'autopsie les lésions suivantes :

a. 3 fois, il y avait des ecchymoses miliaires nombreuses mêlées de quelques suffusions sanguines.

b. 3 fois, les lobes supérieurs étaient secs, les inférieurs congestionnés.

c. 3 fois des lésions de pneumonie catarrhale. Tous ces trois cas se ressemblaient.

Voici la description résumée de ces trois cas :

Le premier, nommé Latasté, mort au 5e jour, présentait un noyau de pneumonie catarrhale suppurée du volume d'un œuf de pigeon dans le centre du lobe supérieur droit; surface de section granuleuse et pourtour fortement congestionné; dans le lobe moyen, nombreux noyaux lenticulaires de pneumonie catarrhale entourée d'une zone rouge foncée ; le lobe inférieur complètement splénisé.

Le deuxième, qui s'appelait Vetzel, mort au 8e jour, présentait des lésions identiques.

Enfin le troisième (Leblond), mort au neuvième jour, présentait des lésions qui ne différaient pas beaucoup de celles des cas précédents.

Voici en quoi se résumaient ces lésions :

Une pneumonie catarrhale avec des nombreux points gris très-confluents tout à fait en arrière dans la partie postérieure du lobe supérieur droit.

La partie antérieure du lobe fortement congestionnée, parsemée des points d'hépatisation catarrahle et de petits foyers apoplectiques.

Le lobe moyen, congestionné, mais moins malade que le précédent, était parsemé de quelques ilôts de pneumonie lobulaire d'un rouge livide, marqué de points gris.

Lobe inférieur totalement envahi par une infiltration catarrhale diffuse.

La surface de section granuleuse, rouge livide par places, grisâtre presque partout.

Poumon gauche moins malade, congestionné, mais perméable; à la partie supérieure quelques ilôts de pneumonie catarrhale mêlés de petits foyers d'apoplexie miliaire.

§ 6. — Duplay présente deux cas de pneumonie consécutive au choléra dans les Archives de Médecine. 1832, t. XXVIII, page 594.

Le premier est le suivant : Choléra; imminence de la période algide : pneumonie consécutive. — Guérison très rapide.

Adélaïde Barcher, âgée de 55 ans, demeurant rue de Richelieu, 53, avait depuis trois jours peu de diarrhée. Chaque jour elle avait trois à quatre selles liquides et bileuses, ce qui ne l'empêchait pas de sortir pour aller à ses affaires. Le 8 avril, elle éprouve de la céphalagie, de légers étourdissements; elle sort de chez elle et, au milieu de la rue, elle tombe tout à coup. Des vomissements surviennent, et cette femme est apportée à l'hôpital, après avoir été recueillie par les soldats du poste de la Monnaie.

Le 8, à son entrée, il y a prostration très grande; face pâle, yeux cernés, refroidissement et teinte légèrement violacée des pommettes et du nez; voix petite, comme voilée; langue humide, très peu au-dessous de la température ordinaire; mains, ongles un peu violacés et au-dessous de la température du reste du corps. L'intelligence paraît un peu obtuse; quelques vomissement, diarhée liquide couleur de chocolat au lait très clair, urines presque nulles; pouls radial encore sensible (sinapismes aux jambes et aux avants-bras, lavement de ratanhia avec laudanum, gouttes X; éther sulfurique, gouttes XV; sachets de son imprégnés de calorique autour du corps; malaga non éthéré à prendre par cuillerées d'heure en heure, ratanhia citronné et édulcoré, deux pots).

Le 9, amélioration; chaleur normale des extrémités et de la langue; voix encore voilée, prostration, réponses lentes; un seul vomissement, trois selles depuis la veille, pouls radial plus fort. (Sinapismes, lavement de ratanhia, laudanum gouttes XV; sachets imprégnés de calorique, ratanhia citronné et édulioré).

Le 10, céphalalgie, yeux légèrement injectés, réponses lentes, malaise, pouls fréquent, chaleur normale, un seul vomissement, deux selles liquides, retour des urines. (Compresses froides sur le front; lavement de ratanhia avec laudanum, gouttes XVIII, ratanhia citronné et édulcoré, gomme citronnée et édulcorée).

Le 11, état satisfaisant, pouls moins fréquent, moins de malaise, légère injection des conjonctives; mais céphlalgie nulle, lenteur dans les réponses, pas de vomissements, pas de selles, urines complètement rétablies. (Compresses froides sur le front, lavement de ratanhia, limonade citronnée et gommée et bouillon).

La convalescence marche jusqu'au 19 avril, époque à laquelle il survint de la toux pendant la soirée et un malaise dont le malade ne peut se rendre compte et qui persiste jusqu'au lendemain matin.

Le 20, malaise, respiration un peu pénible, expectoration peu abondante; au milieu de plusieurs crachats très légèrement rouillés, râle crépitant vers la partie supérieure du poumon gauche et vers sa partie moyenne. Son un peu moins clair. (Saignée du bras de trois palettes, limonade citronnée et gommée.)

Le 21, mieux sensible, respiration meilleure, absence du râle crépitant qui ne reparaît pas depuis ce moment.

La deuxième observation présente un cholérique dans sa première période; convalescence suit le traitement opiacé; pneumonie consécutive qui dure cinq jours et se termine par la guérison. (Saignées, tartre stibiés).

§ 7. — Dubreuilh, dans sa thèse de Paris, de 1885, relate les observations de neuf cas compliquant l'appareil pulmonaire au cours du choléra.

Ces observations se répartissent ainsi :

Une congestion intense et bilatérale.

Une broncho - pneumonie pseudo-lobaire droite, une broncho-pneumonie gauche, une pneumonie double, une pleurésie sèche et broncho-pneumonie gauche, un des noyaux de broncho-pneumonie disséminés, une congestion très prononcée des bases, une bronchite et broncho-pneumonie, une pneumonie qui était suivie de guérison.

Tous les autres cas ont été mortels.

§ 8. Doyen, dans sa thèse de Paris de 1885, présente aussi trois cas de congestion pulmonaire, mais il ne parle dans son travail que des autopsies.

§. 9. — Enfin dans la *Gazette médicale* de Paris du 3 septembre 1892, nous trouvons une observation qui a montré à l'autopsie quelques déterminations pulmonaires.

Cette observation est de P. Fürbringer et relatée dans la *Deutsche médecin Wochenschrift* 1892, n° 34, page 768. Ce cas est intitulé de la façon suivante :

Un cas mortel ayant évolué sous les dehors du choléra asiatique.

C'est la première victime berlinoise d'une affection cholériforme à marche foudroyante qui a succombé à une attaque de choléra nostras.

Voici l'observation :

Femme de 52 ans, de bonne santé habituelle, fut prise, à midi, le 3 août dernier, de crampes dans les mollets, de tiraillements dans le ventre, de vomissements, diarrhée, tout cela sans cause apparente, subitement; dans le courant de l'après-midi du 3 août huit à dix selles; quatre, la nuit, complètement décolorées, inodores, mélangées des lambeaux jaunâtres; apathie, voix voilée, figure allongée, peau froide, cyanosée. On la transporte à l'hôpital.

Corps froid, cyanosé, pouls imperceptible, sueurs froides, peau formant des plis rigides, yeux enfoncés, cerclés de noir, errant dans l'espace; la malade ne répondait pas aux questions. *Dyspnée légère*, bruits cardiaques sourds, battements accélérés. Arythmie. Température rectale était 38°,4. Les muscles du mollet étaient rétractés; par moment, les doigts et les lèvres étaient agités par de légères secousses. Les cornées étaient troubles. La vessie ne contenait pas d'urine.

Prescriptions : injection sous-cutanée de camphre, vin chaud, cognac, frictions avec la teinture d'essence de moutarde. Enveloppement dans les couvertures chaudes. Application de boules d'eau chaude.

Après une légère amélioration, la malade tomba de nouveau dans une prostration profonde. Elle succomba à neuf heures du soir, c'est-à-dire sept heures après son entrée à l'hôpital.

L'autopsie faite le 5 août, à 10 heures du matin, présentait les lésions suivantes :

Dans les parties déclives du corps, la peau était parsmée de taches d'un bleu livide. La face était livide. Le sang, de couleur foncée. Sur des coupes des *lobes inférieurs* des poumons, on trouvait des *zones hémorrhagiques d'un rouge noirâtre* et des taches semblables à la surface du cœur.

La séreuse abdominale était fortement injectée, lisse et brillante.

La muqueuse du jejunum succulente était parsemée par places d'ecchymoses semblables à des piqûres de puces. Contenu liquide, abondant, trouble, jaunâtre.

INDEX BIBLIOGRAPHIQUE

Annesley. — Epidémie dans l'Inde, 1829.

Rayer et Duplay. — Archives générales de médecine, 1832.

Bouillaud. — Traité du choléra-morbus, 1832.

Gendrin. — Nosographie sur le choléra, 1832.

Dalmas. — Article-choléra du Dictionnaire en 30 volumes, 1834.

Magendie. — Leçons sur le choléra, 1836.

Briquet et Mignot. — Monographie sur le choléra de 1849.

Tholozon. — Gazette médicale de 1849. (Anatomie et physique pathologique du choléra).

Wirchow. — Mediziniche Réforme de 1848; reproduit in Gesammete Abhandloungen de 1878.

Meyer. — Bericht über die choléra-épidémie d. J. 1856.

Gubler. — Société médicale des hôpitaux, 1865, page 189.

J. Besnier. — Thèse de Paris. Recherches sur la nosographie du choléra 1867.

Mouchet. — Thèse de Paris. Des affections consécutives au choléra 1867.

Goldbaum. — Wirchow's Archives 1867, Bd 37.

Kelsch. — Le choléra au Val-de-Grâce en 1873. Recueil des mémoires de médecin militaire, 1874.

Erman. — *Virchow's* Archiv. Bd 60, 1874.

Doyen. — Thèse de doctorat de Paris : Recherches anatomiques et expérimentales sur le choléra épidémique. 1884-85.

Dubreuilh W. A. — Thèse de doctorat de Paris : De la broncho-pneumonie cholérique 1884-85.

Koch R. — Rapport sur le choléra d'Egypte. Archives générales de Médecine. 1883. II.

Passet. — U. D. Micro-organismen der eitringen Zellgewebsentzündoung des Menchen. Fortschritte der Médecin, 1885, nos 2 et 3.

A. Broca. — Revue de médecine pneumonie lobulaire. 1885.

Cornil et Ranvier. — Traité d'histologie pathologique. 2e édition, t. II.

Gazette médicale de Paris du 3 septembre 1892.

P. Fürbringer. — Deutsche médic. Wochenschrift. 1892 no 34, page 768.

Roger. — Gazette des Hôpitaux. 1er février 1890, page 128.

Roger. — Société de Biologie (Séance du 29 octobre 1892 : Recherches bactériologiques sur un cas de septicémie).

TABLE DES MATIÈRES

CHAPITRE III.

OBSERVATION PERSONNELLE

CHAPITRE IV.

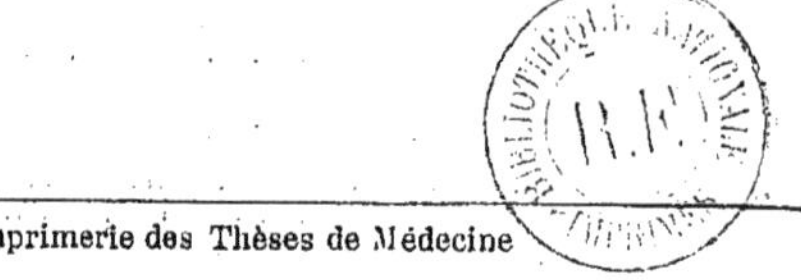

Imprimerie des Thèses de Médecine

198

www.ingramcontent.com/pod-product-compliance
Ingram Content Group UK Ltd.
Pitfield, Milton Keynes, MK11 3LW, UK
UKHW021024180726
13838UKWH00004B/1621

9 782329 108681